MEMENTO

les Recherches d'un Laboratoire Clinique

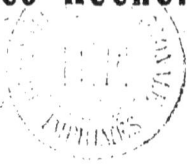

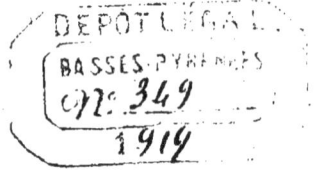

Quand doit-on consulter le Laboratoire ?

Que peut-il dire ?

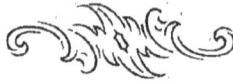

BAYONNE

IMERIE A. FOLTZER, 9 RUE JACQUES-LAFFITTE

1919

LABORATOIRE D'ANALYSES MÉDICALES

ET

BACTÉRIOLOGIQUES

10, Rue Lormand, 10 — BAYONNE

DIRECTEUR : PROFESSEUR **VERDUN**

(de Lille).

MEMENTO

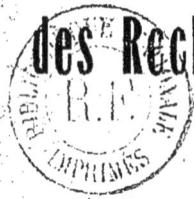

des Recherches d'un Laboratoire Clinique

Quand doit-on consulter le Laboratoire ?

Que peut-il dire ?

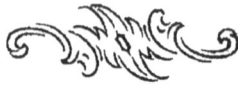

BAYONNE

IMPRIMERIE A. FOLTZER, 9 RUE JACQUES-LAFFITTE

1919

LA MALADIE LES SYMPTÔMES	CE QUE LE LABORATOIRE PEUT FAIRE	CE QUE LE LABORATOIRE PEUT DIRE
Abcès chaud.	*Un examen du sang :* Recherche et formule de la leucocytose.	Réaction suppurée aigue, mauvais drainage si la leucocytose polynucléaire est élevée.
	Un examen du pus :	Nature microbienne de la suppuration pouvant fixer sur l'origine.
Abcès du cerveau.	*Un examen du sang :* Recherche de la leucocytose.	Phénomène de suppuration profonde.
	Une ponction lombaire : Examen cytologique.	Existence d'une réaction méningée aigue ou chronique.
Abcès du foie et abcès abdominaux profonds.	*Un examen du sang :* Recherche de la leucocytose.	Existence d'une suppuration.
	Un examen des matières : Recherche des kystes.	Diagnostic rétrospectif d'une dysenterie amibienne.
Abcès froid.	*Un examen du pus :* Inoculation au cobaye. Diagnostic de la sporotrichose.	Nature tuberculeuse par reproduction expérimentale ou nature sporotrichosique.
Accès pernicieux.	*Un examen du sang :* Recherche de l'hématozoaire.	Paludisme bénin ou pernicieux.
Acétonurie.	*Un examen d'urine :* Recherche de l'acétone.	Présence et abondance de l'acétone.
Actinomycose.	*Un examen du pus :* Recherche des grains jaunes.	Diagnostic de certitude.
Adénie.	*Un examen du sang :* Etude de la formule leucocytaire.	Diagnostic avec leucémies.
Adénopathies	*Un examen du sang :* Quantité et formule leucocytaire.	Diagnostic entre les adénies, leucémies lymphosarcomes, adénites infectieuses.
	Une réaction de Wassermann :	Dépistage de la cause syphilitique.

LA MALADIE LES SYMPTÔMES	CE QUE LE LABORATOIRE PEUT FAIRE	CE QUE LE LABORATOIRE PEUT DIRE
	Un examen de l'exsudat :	Nature microbienne surtout dans adénites aigues ou chroniques.
Albuminerie.	*Un examen d'urine :*	Diagnostic certain.
	Une recherche de cylindres.	Nature aiguë ou chronique du processus rénal.
	Un dosage d'urée du sang.	Degré de la perméabilité rénale.
	Une réaction de Wassermann.	Nature syphilitique.
Amygdalite.	*Un examen bactériologique.*	
	Un frottis.	Diagnostic de l'angine ulcéro-membraneuse de Vincent.
	Une culture sur sérum.	Diagnostic de la diphtérie.
Anasarque.	*Examen des urines :*	
	Albumine, cylindres, dosage des chlorures.	Existence d'une néphrite. Sa perméabilité aux chlorures.
	Un examen du sang :	
	Dosage de l'urée.	Sa perméabilité à l'urée
Anémies.	*Examen du sang :*	
	Dosage de l'hémoglobine.	S'il s'agit d'une chlorose ou d'une anémie pernicieuse.
	Numération des hématies.	L'intensité de l'anémie.
	Numération et pourcentage des leucocytes.	L'existence d'une cause infectieuse par l'intensité de la formule de la leucocytose.
	Recherche des hématozoaires.	La nature paludéenne.
Anévrysmes.	Réaction de Wassermann.	La nature syphilitique.
Angine.	*Examen des :*	
	Frottis et cultures.	La nature diphtérique ou fuso-spirillaire.
Angine de poitrine.	Réaction de Wassermann.	La syphilis est souvent en cause.
Angiocholite	Recherche de la leucocytose sanguine.	Si elle est suppurée ou non.
Ankylostomose.	Recherche des œufs dans les matières.	Diagnostic de certitude.
Apoplexie.	Recherche de l'albuminurie	S'il existe une néphrite chronique.

LA MALADIE LES SYMPTÔMES	CE QUE LE LABORATOIRE PEUT FAIRE	CE QUE LE LABORATOIRE PEUT DIRE
	Examen du liquide cépha-lo-rachidien.	Si une hémorragie méningée s'est produite.
Appendicite.	Recherche des œufs dans les matières.	Diagnostic de la cause para-sitaire.
	Un Examen du sang : Recherche de la leucocy-tose.	Nature suppurative aigue.
Artérite.	Réaction de Wassermann.	La syphilis est-elle en cause?
Arthrite sup-purée.	Examen du sang : Recherche de la leucocy-tose.	Intensité de la réaction in-fectieuse.
	Examen du pus : Pyoculture.	Pronostic de la suppuration.
	Culture microbienne.	Nature microbienne.
Arthropathie	Examen du liquide cépha-lo-rachidien.	Pour dépister le tabes ou la méningite chronique.
	Recherche d'une albumi-nose et d'une leucocytose rachidienne.	
	Réaction de Wassermann.	Pour dépister la syphilis.
	Examen de la coagulation.	Nature hémophilique.
Ascite.	Examen cytologique.	Pour faire le diagnostic entre la péritonite tuberculeuse as-citique et une cirrhose la-tente.
	Inoculation au cobaye.	
Aspergillose.	Culture des crachats.	Pour le diagnostic avec la tuberculose.
Atrophie musculaire progressive.	Réaction de Wassermann.	Recherche de la syphilis.
Atrophie op-tique.	id.	id.
Bilharziose.	Recherche des œufs du pa-rasite dans les urines et les matières.	Diagnostic de certitude.
Blennorragie	Examen du pus.	Permet de dépister le gono-coque et de fixer l'époque de guérison absolue.

LA MALADIE LES SYMPTÔMES	CE QUE LE LABORATOIRE PEUT FAIRE	CE QUE LE LABORATOIRE PEUT DIRE
Brightisme.	Examen de l'albumine. Dosage des chlorures de l'urine. Dosage de l'urée du sang. Constante d'Ambard.	Fixe sur le diagnostic de la lésion chronique, sur l'intensité et sur la nature de l'imperméabilité rénale.
Bronchite.	Examen des crachats. Recherche de l'albumine dans les crachats.	Permet d'éliminer la tuberculose et fixe sur la prédominance bactérienne.
Bronchopneumonie.	id.	id -
Cachexie.	Examen du sang : Anémie. Leucocytose. Recherche d'hématozoaire Recherche des hémorragies occultes. Des parasites.	Recherche de la tuberculose (mononucléose) : d° du cancer (polynucléose). d° du paludisme. d° des cancers digestifs (hémorragies occultes continues). d° des parasites intestinaux.
Cancer.	id.	id.
Cancer de l'estomac.	Examen du suc gastrique. Acide chlorhydrique. Pepsine. Hémorragies occultes. Cytodiagnostic gastrique.	Aide à dépister et peut aider à le distinguer de l'ulcère (hyperchlorhydrie, intermittence dans les hémorragies occultes).
Cancer des séreuses	Examen cytologique des liquides.	La présence de cellules cancéreuses permet un diagnostic de certitude.
Cancer du rein.	Examen des urines : Hémorragies minimes. Cytologie.	En permet le diagnostic positif.
Cavernes pulmonaires.	Examen des crachats : Recherche des bacilles. Albumino-réaction. Homogénéisation. Réaction de Wassermann.	Il faut dépister la tuberculose. ou la syphilis.

LA MALADIE LES SYMPTÔMES	CE QUE LE LABORATOIRE PEUT FAIRE	CE QUE LE LABORATOIRE PEUT DIRE
Céphalée.	Recherche de l'albuminose et de la leucocytose rachidienne.	Permet de dépister la méningite aigue ou chronique tuberculeuse.
	Réaction de Wassermann.	Ou syphilitique.
Chancre de la verge.	Recherches du bac. de Ducrey.	Chancre mou.
	Recherche du tréponème.	Chancre induré.
	Réaction de Wassermann.	
Chlorose.	Examen du sang :	
	Hémoglobine.	La diminution de la valeur globulaire est un signe précieux. Une diminution de résistance globulaire peut faire soupçonner un processus hémolytique. La leucocytose peut faire soupçonner une cause infectieuse.
	Numération hématies.	
	Résistance globulaire.	
	Leucocytose et formule.	
Cholécystite.	Examen du sang.	L'intensité de la leucocytose peut témoigner de la suppuration.
Cholémie.	Résistance globulaire.	Pour dépister les ictères hémolytiques.
	Recherche des hématies granuleuses.	
Choléra.	Examen des matières fécales.	Recherche du vibrion.
Cirrhose.	Examen cytologique de l'ascite.	Diagnostic avec péritonite tuberculeuse ascitique.
Comas.	Examen des urines :	Pour dépister :
	Recherche de l'albumine.	L'urémie (coma urémique).
	Recherche de l'acétone.	L'acétonurie (coma diabétique).
	Dosage d'urée dans le sang	L'urémie (coma urémique).
	Examen du liquide céphalo-rachidien.	Les hémorragies méningées ou les méningites aigues.
Convulsions.	Recherche d'une réaction méningée : Examen du liquide céphalo-rachidien	Pour dépister les causes méningées.
Cystites.	Examen du culot de centrifugation urinaire.	Dépister la cause bactérienne aigue ou tuberculose.
Délires.	Examen du liquide cépalo-rachidien.	Pour dépister la méningite aigue, la méningite chronique, la paralysie générale.

LA MALADIE LES SYMPTÔMES	CE QUE LE LABORATOIRE PEUT FAIRE	CE QUE LE LABORATOIRE PEUT DIRE
	Examen des urines : Albuminurie.	Pour dépister le délire urémique.
Diabète sucré	Dosage de la glycosurie. Recherche de l'acétone.	Pour fixer l'intensité et la gravité du diabète.
Diarrhée.	Examen histologique des matières.	On peut ainsi connaître la nature du déficit digestif.
	Recherche des : Amibes. Kystes.	Pour faire le diagnostic : De la dysenterie amibienne.
	Bacilles dysentériques.	De la dysenterie bacillaire.
Dilatation de l'estomac.	Examen du suc gastrique.	Pour définir la nature de la dyspepsie.
Diphtérie.	Frottis et ensemencement sur sérum.	Permet un diagnostic de certitude et après guérison on peut refaire des ensemencements pour isoler les porteurs de germes.
Dothienentérie.	(Voir fièvre typhoïde).	
Dysenterie.	Recherche des : Amibes. Kystes.	Pour faire le diagnostic de la dysenterie amibienne.
	Bacilles dysentériques. Agglutination.	Pour faire le diagnostic de la dysenterie bacillaire.
Dyspepsie.	Examen du suc gastrique.	Permet de reconnaître :
	Dosage de l'acidité.	L'hyperchlorhydrie.
	Dosage du pouvoir peptique.	Les ulcères gastriques latents.
	Recherche des hémorragies occultes.	
Eclampsie.	Examen des urines : Albuminurie. Dosage de l'urée dans le sang.	Pour fixer l'intensité de la participation rénale.
Embarras gastrique.	Un séro-diagnostic de Widal.	Pour dépister les infections thyphiques larvées.
Empyème.	Examen du pus. Pyoculture.	La nature microbienne et la pyoculture peuvent fixer sur le pronostic.

LA MALADIE LES SYMPTÔMES	CE QUE LE LABORATOIRE PEUT FAIRE	CE QUE LE LABORATOIRE PEUT DIRE
Endocardite aigue.	Hémoculture.	Pour fixer la nature de l'infection.
Entérites.	Examen des selles : Recherche des Amibes. — Kystes. — Œufs de parasites.	Dépister une cause parasitaire
	Examen du suc gastrique.	Rechercher une cause sécrétoire gastrique.
Epilepsie.	Dosage d'urée dans le sang.	Permet de dépister une cause rénale (urémie).
	Réaction de Wassermann.	— infectieuse (syphilis).
	Cytologie céphalo-rachidienne.	— méningée (méningite chronique).
Fibrome.	Un examen du sang. Recherche de la leucocytose.	Dans le fibrome : pas de leucocytose, ni modification de la formule leucocytaire contrairement au cancer.
Fièvre paludéenne.	Recherche de l'hématozoaire.	Diagnostic positif et de la forme de parasite.
Fièvre de Malte.	Séro-diagnostic. Hémoculture en eau peptonée.	Apportent, surtout l'hémoculture, les seuls signes de certitude.
Fièvre paratyphoïdes.	Hémoculture en bile.	L'hémoculture donne un signe de certitude.
	Différenciation.	Elle est positive surtout au début.
	Agglutination comparative.	L'agglutination doit être minutieuse et comparative pour éviter les erreurs qui viennent de la vaccination.
F. typhoïde.	id. En plus : Diazo-réaction d'Ehrlich. Urodiagnostic d'Albert Robin.	id. Tous les deux, signes urinaires, sont des signes de présomption. Le seul signe de certitude est fourni par l'isolement de l'élément pathogène dans le sang par l'hémoculture.
Fracture du crâne.	Examen du liquide céphalo-rachidien.	Permet de reconnaître les hémorragies méningées.
Gangrène.	Examen des urines : glucose. Réaction de Wassermann.	Il faut chercher à son origine un diabète ou une artérite syphilitique.

LA MALADIE LES SYMPTÔMES	CE QUE LE LABORATOIRE PEUT FAIRE	CE QUE LE LABORATOIRE PEUT DIRE
Granulie.	Séro diagnostic de Widal et hémoculture.	Restent négatifs.
	Inoculation du sang au Cobaye.	Fournit la reproduction expérimentale.
Helminthiase	Recherche de l'eosmophilie sanguine.	Signe de présomption de parasitisme.
	Recherche des œufs de parasite dans les matières fécales.	Signe de certitude.
Hématémèse.	Examen de l'hématèmèse : Recherche du sang. Examen du suc gastrique. Examen de la formule sanguine. Cytologie gastrique.	Le diagnostic positif est facile; tous les efforts doivent tendre vers le diagnostic causal, surtout entre l'ulcère et le cancer de l'estomac. Mais ces examens ne peuvent être faits qu'après la cessation des hémorragies.
Hématurie.	Examen et recherche du sang :	Diagnostic positif facile.
	Cytologie du dépôt après cessation de l'hématurie : cylindres cellules, œufs de parasites.	Peut aider au diagnostic des néphrites aigues, cancer; tuberculose ou lithiase.
Hémiplégie.	Réaction de Wassermann.	Chercher la nature syphilitique surtout chez les jeunes.
	Ponction lombaire et examen du liquide céphalorachidien.	Permet de dépister l'inondation méningée, la méningite chronique (tuberculeuse ou syphilitique), le cancer.
Hemoglobinurie.	Examen du culot de centrifugation. Spectroscopie. Réaction chimique.	La spectroscopie et les réactions chimiques démontrent l'existence d'hémoglobine et l'examen du culot démontré la rareté ou l'absence complète d'hématies.
Hémophilie.	Etude de la coagulation.	Fixe à la fois le diagnostic positif et l'intensité du trouble sanguin.
Hémoptysie.	Recherche du bacille de Koch après homogénéisation.	La découverte du bacille alcoolo-acido résistant prouve d'une façon certaine la nature tuberculeuse.
Hémorragie cérébrale.	Examen du liquide céphalo-rachidien.	Permet de dépister l'inondation ventriculaire.

LA MALADIE LES SYMPTÔMES	CE QUE LE LABORATOIRE PEUT FAIRE	CE QUE LE LABORATOIRE PEUT DIRE
	Réaction de Wassermann.	Il faut, chez les jeunes, rechercher toujours la cause syphilis.
Hémorragie intestinale.	Recherche du sang : Recherche :	La recherche du sang est facile.
	Des amibes. Kystes. Œufs de parasites.	L'examen des matières fait rechercher les parasites.
	Examen du sang : leucocytose.	Une leucocytose prononcée, en dehors de toute manifestation aigue et fébrile, peut témoigner de l'existence d'un cancer.
Hémorragie méningée.	Examen du liquide céphalo-rachidien.	Permet le diagnostic positif et fait suivre l'évolution.
Hydarthrose.	Examen cytologique du liquide.	Sans grand intérêt pour le diagnostic causal.
Hydrothorax	id.	Permet facilement, le plus souvent, le diagnostic avec la pleurésie tuberculeuse.
Hyperchlorhydrie.	Examen du suc gastrique Hémorragie occulte.	L'examen du suc gastrique apporte le signe de certitude et permet une évaluation mathématique. Les hémorragies permettent de dépister un ulcère ou une ulcération derrière la symptomatologie de l'hyperchlorhydrie,
Ictères.	Examen des urines. Pigments biliaires. Acides — Examen du sang : Résistance globulaire. Hématies granuleuses. Recherche de la spirochéturie.	La cholurie démontrée par l'examen des urines est un signe de certitude. La résistance globulaire diminuée, l'augmentation des hématies granuleuses témoignent de la nature hémophilique de l'ictère. La recherche de la spirochéturie permet facilement de dépister l'infection par le spirochète ictéro-hémorragiæ.
Insuffisance aortique.	Réaction de Wassermann. Hémoculture.	Il faut rechercher, avant tout, la syphilis ou une infection aigue généralisée.

LA MALADIE LES SYMPTÔMES	CE QUE LE LABORATOIRE PEUT FAIRE	CE QUE LE LABORATOIRE PEUT DIRE
Insuffisance hépatique.	Rechercher : La glycosurie alimentaire. L'urobilinurie L'urémie.	Ces renseignements fixent l'intensité des troubles dans la fonction du foie et des reins.
Irido-choroïdites.	Réaction de Wassermann.	Il faut chercher à dépister la syphilis.
Kyste hydatique.	Recherche de l'éosinophilie.	L'éosinophilie est un signe de présomption. On enverra du sérum dans un laboratoire pour faire la réaction de Weinberg.
Leucémies.	Recherche de la leucocytose. Formule leucocytaire.	Permettent les diagnostics entre les leucémies lymphatiques et myéloïdes surtout par la nature et le type de l'équilibre leucocytaire.
Leucoplasie buccale.	Réaction de Wassermann.	Il faut chercher à dépister la syphilis.
Lombricose.	Recherche des œufs dans les matières.	Permet un diagnostic de certitude.
Malperforant plantaire.	Recherche de la glucosurie. Réaction de Wassermann. Examen du liquide céphalo-rachidien.	Pour dépister : Le diabète. La syphilis. Un tabes ou une paralysie générale.
Méningites aiguës.	Examen du liquide céphalo-rachidien. Numération. Recherche : Des méningocoques. Des pneumocoques. Du bacille de Koch. Dosage de l'albumine rachidienne. Dosage du glucose rachidien.	On doit en présence d'un liquide suppuré, à polynudiaires, songer, avant tout, à une méningite à méningocoques; le diagnostic est facile avec le pneumocoque, plus délicat avec les para-méningocoques. On n'oubliera pas qu'il existe des méningites tuberculeuses aigues.

LA MALADIE LES SYMPTÔMES	CE QUE LE LABORATOIRE PEUT FAIRE	CE QUE LE LABORATOIRE PEUT DIRE
Méningites chroniques.	Cytologie rachidienne. Recherche du bacille de Koch et inoculation au Cobaye. Réaction de Wassermann.	Songer surtout à la méningite syphilitique et à la méningite tuberculeuse. Toutes deux à lymphocytes, mais outre une symptomatologie différente la syphilis a, pour elle, la réaction de W et la tuberculose, la découverte du bacille et les résultats de l'inoculation.
Muguet.	Recherche du parasite.	Permet un diagnostic complet.
Mycoses.	Recherche : Du Sporotrichum. De la sporo-agglutination.	Diagnostic de certitude.
Néphrites aiguës.	Recherche de l'albumine. Dosage de l'urée. Recherche des cylindres. — des hémorragies occultes Dosage de l'urée dans le sang.	L'albuminurie, les hématuries et les cylindres granuleux sont des traductions de la maladie. L'urée du sang permet de fixer le degré de la rétention et par là fait suivre d'une façon plus précise l'évolution de la maladie.
Néphrites chroniques.	Recherche de l'albumine. Dosage de l'urée. — des chlorures. Recherche des cylindres. Dosage de l'urée du sang. Constante d'Ambard.	Ces recherches sont non seulement, pour le diagnostic mais fixent si la lésion entraîne un trouble de la sécrétion uréique.
Névralgies et Névrites.	Examen de la glycosurie. Réaction de Wassermann.	Dans les névralgies persistantes il faut songer surtout au diabète et à la syphilis.
Œdèmes.	Examen de la sécrétion rénale (voir néphrites).	Le laboratoire aide surtout à dépister la cause rénale des œdèmes.
Ophtalmie.	Examen du pus.	On recherchera surtout l'infection gonococcique.
Ostéomyélite	id.	Le staphylocoque est presque toujours en cause.
Paludisme.	Recherche et diagnostic des hématozoaires.	Il est nécessaire de fixer le type d'hématozoaire si on veut être fixé sur le pronostic.

LA MALADIE LES SYMPTÔMES	CE QUE LE LABORATOIRE PEUT FAIRE	CE QUE LE LABORATOIRE PEUT DIRE
Paralysie générale.	Examen du liquide céphalo-rachidien.	La lymphocytose traduit l'existence d'une syphilis ou d'une méningite chronique.
Paralysies oculaires.	Réaction de Wassermann.	La syphilis, sous forme de méningite syphilitique, est le plus souvent en cause.
Paraplégies.	Examen du liquide céphalo-rachidien. Numération. Réaction de Wassermann.	La lymphocytose traduit l'existence d'une syphilis ou d'une méningite chronique. En dehors de toute cause osseuse, il faut songer avant tout à la syphilis et consulter le sang.
Parasites intestinaux.	Recherche des œufs dans les matières.	Diagnostic de certitude.
Paratyphoïdes.	(Voir fièvres paratyphoïdes).	
Pericardites.	Examen du sang : Polynucléose. Hémoculture.	Rechercher la cause microbienne dans le sang.
Péritonites.	Examen du sang. Cytologie du liquide.	La polynucléose témoigne d'une infection aiguë et par la cytologie on peut, dans certains cas, distinguer la péritonite tuberculeuse de la péritonite cancéreuse.
Phlegmon.	Examen du pus.	Nécessaire pour fixer la nature microbienne.
Pleurésie.	Avant la ponction : Examen du sang : leucocytose.	Prouve une infection aiguë suppurée si la polynucléose est très élevée.
	Cytologie du liquide séro-fibrineux.	La cytologie des séro fibrineuses aide à dépister la pleuro-tuberculose (lymphocytose) et à la distinguer des pleurésies aigues (polynucléose) et des hydrothorax (endothéliose).
	Bactériologie du liquide suppuré.	Dans les pleurésies suppurées, une culture et les frottis font facilement dépister le microbe en cause.
	Inoculation au Cobaye.	Quand il s'agit de pleurésie tuberculeuse, la preuve de certitude est donnée par l'inoculation au cobaye.

LA MALADIE LES SYMPTÔMES	CE QUE LE LABORATOIRE PEUT FAIRE	CE QUE LE LABORATOIRE PEUT DIRE
Pneumonie.	Examen des crachats. Albumino-réaction.	La recherche du pneumocoque dans les crachats est facile, mais ne suffit pas pour le diagnostic, car le pneumocoque est constamment dans la salive. Il peut être nécessaire de recourir à l'inoculation au cobaye.
Purpura.	Examen de la coagulation. — du sang.	Ne permet guère de classification hématologique. Les examens ne sont d'aucune nécessité.
Pustule maligne.	Examen de frottis de sérosités.	La découverte de la bactéridie est un signe précieux pour le diagnostic.
Pyélonéphrites.	Examen de la pyurie.	Permet le diagnostic causal: infection aiguë et tuberculose.
Rétinite.	Dosage d'urée dans le sang.	L'urémie est fréquente et fixe le pronostic.
Saturnisme.	Examen du sang. — du liquide céphalo-rachidien.	Il existe de l'anémie, de la mononucléose, et souvent une lymphocytose rachidienne (méningite saturnine).
Sciatique.	Recherche de la glycosurie. Réaction de Wassermann. Examen du liquide céphalo-rachidien.	Diabète, syphilis sont des causes fréquentes. La lymphocytose prouve une réaction méningée en rapport avec des lésions radiculaires.
Septicémie.	Hémoculture.	Nécessaire pour connaître l'agent pathogène en cause.
Splénomégalie.	Recherche : De la leucocytose. De la formule leucocytaire Examen du sang. Résistance globulaire. Recherche de l'hématozoaire.	Chercher une cause infectieuse: aiguë, chronique, syphilis, tuberculose, paludisme; une cause hépatique: cirrhose, ictère, ictère hémolytique; une cause sanguine: anémie pernicieuse, leucémie, cyanose.
Sporotrichose.	Examen du pus et ensemencement.	Seul signe de certitude.
Sténose du pylore.	Examen du suc gastrique. Cyto-diagnostic. Hémorragies occultes.	On cherche tout d'abord s'il existe des résidus alimentaires le matin à jeun (signe de certitude) ; le cytodiagnostic, les hémorragies occultes aident pour le diagnostic de la cause de l'ulcère ou cancer.

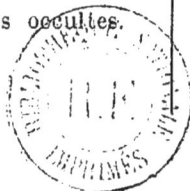

LA MALADIE LES SYMPTÔMES	CE QUE LE LABORATOIRE PEUT FAIRE	CE QUE LE LABORATOIRE PEUT DIRE
Suppurations	Réaction de Wassermann. (Voir abcès chaud et abcès froid).	La réaction de W. pour celui de la syphilis.
Syphilis.	Recherche du trépomème en frottis. Réaction de Wassermann. Réaction de Landau.	Le diagnostic de certitude se base sur la constatation du tréponème. La réaction de Wassermann est plus tardive, mais moins précieuse que la constatation du spirochète.
Tabes.	Réaction de Wassermann. Examen du liquide céphalo-rachidien.	Le tabes est toujours de nature syphilitique et presque toujours il existe de l'albuminose et de la lymphocytose rachidienne.
Tænia.	Examen des œufs de parasites. Recherche des anneaux.	Le diagnostic se base sur la présence des anneaux et leur examen.
Teignes.	Examen d'une teigne.	Le diagnostic se base sur la recherche du parasite et sur sa variété.
Tricocéphalose.	Recherche des œufs dans les matières fécales.	Peut parfois donner un syndrome anémique.
Tuberculose.	Recherche du bacille de Koch. Inoculation au cobaye. Cytologie séreuse.	La découverte du bacille de Koch, la tuberculose expérimentale du cobaye constituent des signes de certitude. La formule cytologique ne fournit qu'un symptôme de présomption en faisant constater une lymphocytose.
Tuberculose rénale.	Examen d'une pyurie. Recherche du bacille de Koch. Inoculation au-Cobaye.	Les signes rapides de certitude sont rares; le plus souvent, pour être fixé par le laboratoire il faut avoir recours à l'inoculation au cobaye.
Tuberculose méningée.	Examen du liquide céphalo-rachidien. Numération. Albuminose. Inoculation au cobaye. Coloration du bacille de Koch.	La lymphocytose et l'albuminose sont des signes de présomption; seuls la découverte du bacille et la tuberculisation du cobaye constituent des signes de certitude.

LA MALADIE LES SYMPTÔMES	CE QUE LE LABORATOIRE PEUT FAIRE	CE QUE LE LABORATOIRE PEUT DIRE
Tumeurs bénignes.	Examen du sang.	Pas de modification de la formule sanguine.
	Examen anatomo-pathologique d'un fragment de la tumeur.	Diagnostic de la nature de la tumeur.
Tumeurs malignes.	Examen du sang.	Leucocytose.
	Examen anatomo-pathologique d'un fragment de la tumeur.	Diagnostic de la nature de la tumeur.
Typho-bacillose.	Séro diagnostic typhique. Hémoculture.	Le séro-diagnostic et l'hémoculture restent négatifs.
	Inoculation du sang au cobaye.	L'inoculation du sang au cobaye donne des résultats trop tardifs.
Ulcère de l'estomac.	Examen du suc gastrique. Dosage de l'acidité. Dosage du pouvoir peptique Recherche des hémorragies occultes.	On dépiste l'hyperchlorhydrie, puis les hémorragies occultes discontinues faisant un signe précieux pour le diagnostic.
	Examen du sang.	L'absence de leucocytose exclut le cancer.
Urémie.	Dosage d'urée dans le sang.	La quantité d'urée dans le sang est un témoin direct et précieux de l'intoxication urémique.
	Constante d'Ambard.	
Uréthrites.	Recherche du gonocoque.	Permet de faire le diagnostic de la gonococcie et d'en suivre l'évolution jusqu'à complète disparition.
Variole.	Examen du sang. Formule leucocytaire.	Dans la variole il existe une leucocytose mononucléaire avec surtout des myélocytes et des globules rouges à noyaux.
Vers intestinaux.	Examen des matières fécales.	Diagnostic de certitude.
Vomiques.	Examen du pus. Examen du sang.	L'examen du pus, frottis, cultures et inoculations permet de dépister la cause bactérienne; l'examen du sang par l'étude de la leucocytose permet de savoir si la cavité se draine bien; dans ce cas, la leucocytose baisse; dans le cas contraire elle augmente.
Zona.	Examen du sang. Examen du liquide céphalo-rachidien.	Ces deux séries d'examen n'apportent aucun argument pour le diagnostic ou le pronostic. La lymphocytose est fréquente sinon constante.

Renseignements pratiques

1° Pour un Wassermann, envoyer au laboratoire, aussi frais que possible, 10 cc. de sang prélevé par ponction veineuse au pli du coude et recueilli dans un tube ou dans un flacon ABSOLUMENT SEC. La dessication complète s'obtient par le chauffage du vase dans un four de cuisinière.

Il sera toujours préférable que le malade se présente au laboratoire, où la prise du sang sera faite dans de bonnes conditions. Sa présence sera également nécessaire pour la recherche directe des tréponèmes dans les ulcérations suspectes.

2° Pour la numération globulaire, la recherche de la formule leucocytaire, l'examen du sang par frottis (leucémie, éosinophilie, paludisme) ou l'étude de la résistance globulaire, il est indispensable que l'intéressé se présente au laboratoire ou que le médecin du laboratoire se rende auprès du malade.

3° Pour le séro-diagnostic de la fièvre typhoïde, il suffit d'envoyer au laboratoire deux centimètres cubes de sang. Mentionner si le malade a été vacciné contre cette affection.

Pour l'hémoculture, qui se pratique au début de l'affection, il faut faire couler deux centimètres cubes de sang, d'une façon aseptique, dans un tube de bile de bœuf stérilisée que le laboratoire envoie sur demande. Il sera toujours préférable qu'une personne du laboratoire fasse elle-même le prélèvement.

4° Pour l'étude des sédiments urinaires organiques il importe que les urines soient aussi fraîches que possible.

Introduire dans le récipient qui les contient un fragment de camphre ou de thymol.

Si la recherche du bacille de Koch ou de tout autre microbe doit être faite, l'urine doit être recueillie directement dans un flacon stérilisé et bouché à l'émeri. Lorsque cela sera possible, il vaut mieux envoyer le malade au laboratoire où les urines seront recueillies avec toutes les précautions désirables.

5° Pour la recherche du bacille de Koch dans les crachats, il suffit d'expédier l'expectoration du matin, dans un bocal *fermé hermétiquement*. Indiquer si l'on désire la recherche par homogénéisation. Celle-ci est plus longue, plus coûteuse, mais fournit des résultats extrêmement précis.

6° Les exsudats pathologiques (liquide pleural, ascite, etc.) qu'il s'agisse d'une étude des éléments histologiques ou de la flore microbienne, doivent être recueillis en tubes ou en flacons stérilisés et autant que possible bouchés à l'émeri, le bouchon de liège se stérilisant très difficilement.

7° Les mêmes précautions doivent être prises pour le liquide céphalo-rachidien.

8° Les prélèvements de pus blennorragique se font d'habitude au laboratoire. Si le malade ne peut s'y présenter, le médecin étalera sur une lame de verre, avec une épingle, une gouttelette de pus, celle qui vient le matin avant toute miction et laissera sécher *à l'air libre*. La lame sera ensuite envoyée au laboratoire.

Il faut éviter d'écraser la goutte de pus entre deux lames ; les préparations ainsi obtenues sont détestables.

9° Pour le dosage de l'urée dans le sang, si le malade ne peut venir au laboratoire, recueillir dans un vase sec, 40 à 50 cc. de sang.

10° Pour les pus des suppurations, aspirer avec une pipette effilée d'une extrémité, stérilisée et munie d'un index de coton à l'autre bout, une petite quantité de pus. Fermer à la lampe la partie effilée. Introduire la pipette dans un tube à essai garni de coton pour éviter la rupture de la partie effilée. Envoyer le tout au laboratoire en précisant la nature de l'examen demandé et la région où le pus a été prélevé.

11º Pour le diagnostic de la diphtérie, recueillir un fragment de fausse membrane, l'envelopper dans un morceau de taffetas gommé passé à l'eau bouillante et introduire le tout dans un tube de verre à essai stérilisé. Bien boucher et expédier.

Ou encore, écouvillonner les régions recouvertes d'exsudats avec un tampon de coton monté sur une tige. Ensemencer par frottis un tube de sérum et envoyer celui-ci au laboratoire.

Un nécessaire comprenant un tampon de coton et le tube de sérum sont fournis, par le laboratoire, sur demande.

12º Les matières fécales pour recherche des hémorragies occultes, des amibes, des œufs de parasites, ou d'un agent microbien déterminé, doivent être expédiées dans des vases bien clos.

13º L'envoi du suc gastrique se fera dans les mêmes conditions.

14º Pour l'examen histologique des tumeurs, envoyer la pièce, ou un fragment judicieusement choisi, enveloppé dans une gaze, puis dans du taffetas gommé, aussi rapidement que possible au laboratoire. Donner tous les renseignements cliniques nécessaires pour orienter l'examen.

L'envoi peut se faire également dans du liquide fixateur que fournit le laboratoire.

Nota. — Sur la demande du médecin, le laboratoire envoie le matériel nécessaire pour faire n'importe quel prélèvement et donnera toutes les instructions nécessaires pour que ces prélèvements soient faits dans les meilleures conditions possibles.

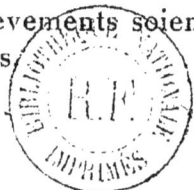

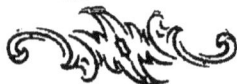

www.ingramcontent.com/pod-product-compliance
Lightning Source LLC
Chambersburg PA
CBHW070155200326
41520CB00018B/5406